AF298204

MÉMOIRE

SUR

UNE NOUVELLE MÉTHODE

DE CAUTÉRISATION

DITE CAUTÉRISATION EN FLÈCHES,

PERMETTANT D'OBTENIR EN UNE SEULE SÉANCE LA DESTRUCTION
DES TUMEURS LES PLUS VOLUMINEUSES;

LU A L'ACADÉMIE DES SCIENCES, LE 20 SEPTEMBRE 1858,

PAR LE Dʳ MAISONNEUVE,

Chirurgien de l'hôpital de la Pitié.

PARIS,

TYPOGRAPHIE DE HENRI PLON,
RUE GARANCIÈRE, 8.

—

1858

MÉMOIRE

SUR UNE

NOUVELLE MÉTHODE DE CAUTÉRISATION

DITE CAUTÉRISATION EN FLÈCHES,

PERMETTANT D'OBTENIR EN UNE SEULE SÉANCE LA DESTRUCTION DES TUMEURS
LES PLUS VOLUMINEUSES.

—⁙—

Quand on voit avec quelle merveilleuse facilité l'instrument tranchant se prête aux opérations chirurgicales les plus diverses, avec quelle puissance et quelle précision une main habile, éclairée par l'anatomie, peut le diriger dans les profondeurs de l'organisme, on comprend facilement le dédain qu'inspirait à certains opérateurs éminents du commencement de ce siècle, et qu'inspire encore à beaucoup de chirurgiens de nos jours, toute tentative pour rétrécir le domaine de cet admirable agent de division, au profit des méthodes en apparence brutales de la ligature ou de la cautérisation. Mais, tout en tenant compte de ses avantages incontestables, si l'on considère, ainsi que j'ai cherché à l'établir dans un précédent mémoire (1), que cette brillante méthode de l'incision a la funeste prérogative d'exposer, plus qu'aucune autre, d'une part aux acci-

---

(1) Mémoire sur une *nouvelle méthode d'amputation des membres*, lu à l'Académie des sciences, le 26 avril 1858.

dents hémorrhagiques, d'autre part et surtout à l'infection purulente, on sera moins étonné de voir que la chirurgie, préoccupée avant tout de la vie des hommes, cherche à réhabiliter les méthodes qui mettent à l'abri de ces accidents et redouble d'efforts pour perfectionner leurs procédés.

Parmi ces méthodes, la cautérisation est certainement l'une des plus importantes, tant par son admirable puissance hémostatique que par l'innocuité remarquable de ses conséquences traumatiques.

Aussi, malgré le dédain qu'ont encore pour elle un grand nombre d'opérateurs, sommes-nous persuadé que le temps n'est pas loin où elle occupera dans la chirurgie une place considérable.

Déjà depuis que la question si grave de l'infection purulente commence à préoccuper vivement les esprits, nous l'avons vue, franchissant enfin le domaine de la chirurgie secondaire, prendre rang dans la science parmi les méthodes classiques pour le traitement des varices, des hémorrhoïdes, des tumeurs érectiles, etc. Puis, ainsi que cela s'observe presque toujours, en même temps que ses applications se multipliaient, nous avons vu ses procédés tendre de plus en plus à se perfectionner.

C'est ainsi que les caustiques vénéneux, tels que les préparations arsenicales, ont fait place aux caustiques alcalins (potasse et chaux vive) ou bien aux acides concentrés (sulfurique, nitrique...), dont l'absorption ne présente aucun danger; qu'à ceux-ci ont succédé les chlorures métalliques, et spécialement le chlorure de zinc, qui possède au degré le plus éminent toutes les qualités que l'on peut désirer dans un caustique : puissance hémostatique absolue, énergie destructive extrême, innocuité complète, et, de plus, incomparable facilité d'application.

Mais quelle que fût leur importance, ces perfectionnements étaient encore bien loin de suffire à toutes les exigences de l'art, et la cautérisation restait toujours reléguée parmi les méthodes exceptionnelles.

C'est qu'en effet cette méthode, si précieuse à tant de titres, restait encore entachée de plusieurs défauts graves qui rendaient son emploi aussi douloureux pour le malade que difficile pour le chirurgien.

Le premier de ces défauts consistait dans l'insuffisance même de l'action destructive qui, presque toujours, forçait le chirurgien à réitérer trois et quatre fois son opération pour obtenir un résultat, surtout quand les tissus à détruire présentaient une certaine épaisseur. De là des douleurs excessives, des souffrances interminables, qui finissaient par rebuter le malade, en épuisant son courage et ses forces.

Un autre défaut, plus grave peut-être encore, consistait dans la difficulté matérielle qu'éprouvait le chirurgien pour appliquer d'une manière convenable la substance caustique sur les parties à cautériser, et pour l'y maintenir exactement pendant tout le temps nécessaire à son action.

Cette difficulté était telle, qu'elle rendait l'emploi de la méthode excessivement dangereux ou même tout à fait impossible pour la destruction de certaines tumeurs profondes, telles que celles du rectum, de l'utérus, de la langue, du pharynx, et même celles des régions profondes du cou, de l'aisselle, de l'aine, etc.

Ces inconvénients si graves paraissaient tellement inhérents à la méthode de la cautérisation elle-même, qu'il semblait presque impossible d'arriver jamais à les faire disparaître; mais un jour, après avoir longtemps médité sur cette importante question, je m'aperçus que tous ces inconvénients si graves tenaient bien plutôt à la défectuosité des procédés employés jusqu'alors, qu'à la méthode de la cautérisation elle-même, et je crus entrevoir qu'en perfectionnant ces procédés, on pourrait peut-être arriver à rendre cette méthode presque aussi prompte, presque aussi simple, presque aussi précise que le bistouri, tout en lui conservant les précieux avantages qui lui sont essentiels. En effet, si l'on examine attentivement les divers procédés de cautérisation usités jusqu'à ce jour, il est facile de voir que, malgré leur multiplicité apparente, ils appartiennent tous à une seule et unique méthode, la cautérisation de dehors en dedans, ou cautérisation par couches, laquelle consiste à désorganiser les tissus de l'extérieur à l'intérieur. Pendant longtemps même, cette méthode unique ne comprit qu'un seul procédé principal (cautérisation en nappe), lequel consistait à couvrir la partie malade d'une couche plus ou moins épaisse de substance caustique, et à réitérer ces applications autant de fois que l'exigeait l'épaisseur des tissus à détruire.

On comprend combien un pareil procédé devait être douloureux, puisqu'il exigeait la désorganisation directe de tous les tissus à sacrifier. On comprend aussi combien il devait être lent dans ses résultats, par la nécessité où se trouvait presque toujours le chirurgien de réitérer plusieurs fois ces applications.

Quelques praticiens cependant, parmi lesquels je citerai surtout Récamier, et plus récemment MM. Girouard et Mannoury, de Chartres, avaient eu l'heureuse idée de substituer à cette cautérisation *en nappe* la cautérisation *circulaire,* qui, attaquant les tumeurs par leur circonférence, permet de les séparer de leur base sans exiger leur désorganisation totale.

Par une première traînée de caustique, on creusait d'abord un sillon autour de la partie malade; puis, après avoir incisé l'eschare, on remplissait ce premier sillon d'une nouvelle couche, et, fouillant ainsi peu à peu la base de la tumeur, on parvenait enfin à la détacher complétement.

Relativement à la cautérisation en *nappe*, ce procédé constituait à coup sûr un progrès important; mais, outre qu'il ne pouvait trouver que d'assez rares applications, il participait toujours aux graves inconvénients que nous avons signalés plus haut comme inhérents à la méthode ordinaire de cautérisation de dehors en dedans, dont il n'est en réalité qu'une simple modification.

Il restait donc évident pour moi que cette méthode de cautérisation de dehors en dedans était radicalement impuissante à donner la solution du problème, et que pour sortir de l'espèce d'impasse où elle était engagée la cautérisation devait procéder d'après de nouveaux principes.

C'est alors que je conçus l'idée de la méthode nouvelle que j'ai l'honneur de soumettre à l'Académie, et qui, basée sur un principe tout à fait différent de celui de l'ancienne méthode, me paraît répondre au delà de tout ce que j'avais espéré d'abord aux plus minutieuses exigences de la pratique.

En effet, grâce à son mode spécial d'exécution, non-seulement elle évite au chirurgien et au malade les ennuis et les difficultés inhérents à la méthode ancienne, mais de plus elle permet, presque aussi facilement que l'instrument tranchant, de pénétrer d'emblée à toutes les profondeurs, d'agir avec sécurité dans le voisinage d'organes importants, d'opérer même des dissections extrêmement délicates : le tout sans effusion de sang et avec une promptitude qui lui donne l'avantage inappréciable de permettre l'emploi des anesthésiques.

Description de la méthode. — La cautérisation en flèches diffère essentiellement de tous les autres modes de cautérisation, en ce que le caustique, au lieu d'être appliqué à l'extérieur des tissus et d'agir sur eux de dehors en dedans, est, par une manœuvre spéciale, porté d'emblée dans leur profondeur, de manière à opérer leur destruction de l'intérieur à l'extérieur.

Choix du caustique. — Tous les caustiques solidifiables peuvent, à la rigueur, remplir le but que nous signalons; mais celui que je préfère de beaucoup à tous les autres est la pâte de Canquoin, qui joint à une grande puissance hémostatique l'avantage de n'avoir aucune propriété toxique, et celui de se prêter avec une facilité merveilleuse à toutes les formes et à tous les degrés de consistance que l'on peut désirer. Cette pâte est composée, comme chacun sait, de

Chlorure de zinc. . . . . 1 partie.
Farine de froment. . . . . . . 3 —
Eau. . . . . q. s.

Pour en former des flèches, on dispose d'abord cette pâte en une sorte de galette, on la divise ensuite en rayons ou en lanières de forme et de dimension variables, suivant l'emploi auquel on les destine; puis, au moyen de la dessiccation, on donne à ces lanières la résistance et la solidité nécessaires à leur usage.

Forme des flèches. — Trois formes principales m'ont paru nécessaires pour remplir convenablement les diverses indications que peut présenter la nouvelle méthode de cautérisation. De là : 1° les flèches coniques, plus spécialement destinées à la cautérisation circulaire (fig. A); 2° les flèches en lattes, affectées surtout à la cautérisation parallèle ou en faisceau (fig. B); 3° les flèches fusiformes, exclusivement réservées pour la cautérisation centrale (fig. C).

Procédé d'introduction. — Quand les tissus que doivent traverser les flèches ont une consistance molle et friable, celles-ci présentent assez de consistance pour pénétrer directement dans leur profondeur. Mais quand le contraire a lieu, comme, par exemple, quand il s'agit de traverser la peau saine, ou bien encore des tissus lardacés et squirrheux, il devient nécessaire de leur préparer une voie, en ponctionnant avec un bistouri pointu les parties qui offrent de la résistance.

Cette manœuvre est prompte et facile; avec un peu d'habitude, on peut même l'exécuter sans la moindre effusion de sang, attendu que la flèche qui remplace la lame du bistouri obstrue la plaie d'une manière complète, et s'oppose à toute hémorrhagie.

Procédés divers de la méthode. — Le caractère spécial de la nouvelle méthode de cautérisation est, comme nous l'avons déjà dit, de porter d'emblée la substance caustique dans la profondeur même des tissus à détruire. Mais, tout en conservant ce caractère, le nouveau mode de cautérisation se prête à des modifications nombreuses que nous pouvons ranger en trois groupes principaux, sous les noms de :

1° Cautérisation circulaire ou en rayons ;

2° Cautérisation parallèle ou en faisceau ;

3° Cautérisation centrale.

PREMIER PROCÉDÉ. —*Cautérisation circulaire ou en rayons.*— Dans ce procédé de cautérisation, on fait pénétrer les flèches caustiques (n° 1) à la base de la tumeur que l'on veut détruire, en les disposant suivant une ligne circulaire, et en ayant soin de les espacer, à leur point d'immersion, d'un centimètre environ l'une de l'autre. De cette manière, elles constituent par leur ensemble un plan ou un cône qui circonscrit la tumeur, l'isole des parties saines ; et comme la portion des tissus vivants comprise entre chaque flèche n'a qu'une faible épaisseur, sa destruction s'opère en un temps très-court (une ou deux heures au plus) ; et la tumeur, se trouvant ainsi privée de toute communication vasculaire ou nerveuse, cesse de vivre, sans que le caustique ait besoin d'en opérer la désorganisation directe.

Cette propriété spéciale qu'a ce procédé de produire ainsi d'emblée et en quelques heures la mortification des tumeurs les plus volumineuses, jointe à celle de n'agir, comme le bistouri ou la ligature, que sur une couche très-mince de tissu, à celle bien plus importante encore de ne déterminer aucune effusion de sang, de ne développer presque aucune réaction traumatique et surtout de mettre à l'abri des accidents terribles de l'infection purulente, en font, à mon avis, une des plus précieuses ressources de la chirurgie.

C'est surtout dans les tumeurs d'un certain volume et dans celles qui font une saillie prononcée à la surface du corps, comme les tumeurs du sein, que ce procédé trouve d'utiles applications.

DEUXIÈME PROCÉDÉ. — *Cautérisation parallèle ou en faisceau.* —Dans ce deuxième procédé, les flèches caustiques ne sont plus disposées circulairement autour de la base de la tumeur, de manière à former dans son épaisseur un plan ou un cône; elles sont au contraire enfoncées parallèlement entre elles par tous les points de la surface libre de la tumeur. Il en résulte qu'elles représentent ainsi, dans l'intérieur des tissus, une sorte de faisceau caustique, dans les interstices duquel les parties qu'il s'agit de détruire sont réduites à des lames de peu d'épaisseur, et cèdent promptement à l'action désorganisatrice. (Voy. fig. 2 et flèches n° 2.)

Comme on le voit, ce deuxième procédé de cautérisation en flèches diffère essentiellement du premier, en ce qu'au lieu de borner son action à interrompre par une sorte de cautérisation lamellaire les communications vasculaires ou nerveuses des tumeurs, il en opère la désorganisation directe en pénétrant leur masse tout entière. Ce procédé détermine certainement une douleur plus vive que le précédent, en raison du nombre beaucoup plus considérable de flèches qu'il exige; mais cependant, comme son action n'en est pas moins rapide et efficace, et, d'une autre part, comme il se prête à des applications spéciales du plus haut intérêt, nous le mettons au moins sur la même ligne comme importance pratique.

C'est surtout dans les tumeurs d'un accès difficile et qui, profondément enfoncées dans les chairs, ne font à la surface du corps qu'une faible saillie, que ce procédé nous a rendu d'éminents services. Telles sont certaines tumeurs de l'aisselle, de l'aine, du cou, telles sont surtout les dégénérescences fongueuses du col de la matrice, du vagin, du rectum, etc.

TROISIÈME PROCÉDÉ. —*Cautérisation centrale.* —Je désigne sous ce nom un procédé fort remarquable de cautérisation, lequel consiste à introduire la flèche caustique au centre même de la tumeur qu'il s'agit de détruire. Le mode d'exécution de ce procédé est des plus simples : à l'aide d'un bistouri pointu, ou d'une espèce de fer de lance, on fait à la tumeur une ponction qui pénètre jusqu'un peu au delà de son centre. On peut même, si la chose paraît utile, creuser dans ce centre une sorte de petite cavité, puis, après avoir retiré l'instrument, on glisse à sa place une ou plusieurs flèches caustiques n° 3, que l'on pousse jusqu'à ce qu'elles aient complétement disparu dans l'épaisseur des tissus.

Le caustique ainsi renfermé dans le centre de la tumeur y détermine une eschare épaisse sans manifester sa présence à l'extérieur par aucun trouble grave. L'orifice par lequel a eu lieu l'introduction de la flèche suffit pour donner issue à l'eschare, et quand celle-ci est détachée, le chirurgien peut réitérer l'application du caustique, de manière à évider la tumeur de dedans en dehors, et à la réduire à une sorte de coque, dont l'affaissement et la cicatrisation s'opèrent ensuite graduellement.

Ce troisième procédé de la méthode de cautérisation en flèches, moins puissant et moins énergique que les deux premiers, n'en a pas moins encore une grande valeur, pour la destruction de certaines tumeurs inaccessibles à tout autre moyen, comme certaines tumeurs interstitielles de l'utérus; ou bien encore pour détruire certaines tumeurs superficielles, sans compromettre la peau qui les recouvre, comme les ganglions du cou, de l'aisselle, de l'aine; il m'est arrivé même de l'employer avec succès pour détruire des tumeurs de la langue.

CONCLUSIONS.

1° Les inconvénients graves de la méthode de l'incision, sous le point de vue de l'hémorrhagie et de l'infection purulente, autorisent la réhabilitation des méthodes opératoires qui mettent à l'abri de ces accidents;

2° La cautérisation possède au plus haut degré cette précieuse prérogative ;

3° Exécutée par les procédés ordinaires, cette méthode présente néanmoins encore des inconvénients tels, qu'on ne peut en tirer presque aucun service dans la médecine opératoire ;

4° Dans la nouvelle méthode dite cautérisation en flèches, ou de dedans en dehors, ces inconvénients n'existent plus ;

5° Comme puissance, comme rapidité, comme facilité d'exécution, la cautérisation ainsi pratiquée rivalise avec le bistouri et la ligature, tout en conservant ses avantages spéciaux ;

6° Elle mérite donc, à tous égards, d'occuper une place considérable dans la pratique chirurgicale.

EXPLICATION DES PLANCHES.

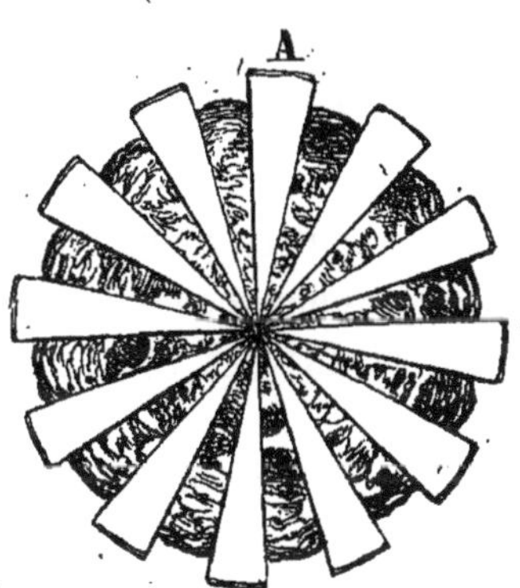

Fig. 1re. Flèches coniques enfoncées circulairement à la base d'une tumeur (cautérisation circulaire).

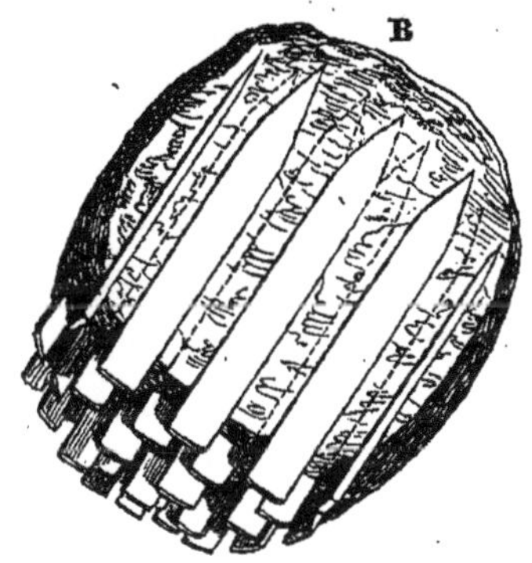

Fig. 2. Flèches plates enfoncées parallèlement entre elles sur toute la surface libre d'une tumeur (cautérisation parallèle ou en faisceau).

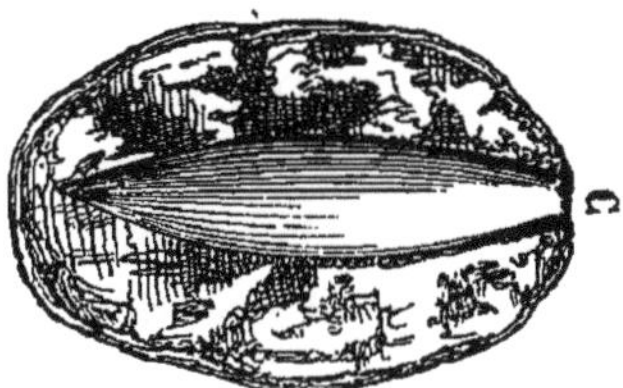

Fig. 3. Flèche fusiforme enfoncée au centre d'une tumeur (cautérisation centrale).

Obs. Ire. — *Tumeur cancéreuse du sein droit. — Cautérisation en flèches. — Guérison.*

Derlinghen (Françoise), âgée de cinquante-neuf ans, blanchisseuse, d'une constitution forte, mais un peu obèse, vint à l'hôpital de la Pitié, le 12 octobre 1857, pour y être traitée d'une affection cancéreuse du sein droit.

La glande tout entière était envahie par la dégénérescence, et formait une tumeur très-volumineuse, lisse, régulière, parfaitement circonscrite, incomplétement mobile sur le thorax. La peau qui la recouvrait était presque partout tendue et luisante, le mamelon était détruit par une ulcération profonde d'où suintait un ichor sanieux. (Les ganglions de l'aisselle ne participaient point encore à la maladie.)

L'opération par les caustiques ayant été proposée et acceptée, M. Maisonneuve y procéda le 14 octobre 1857. Après avoir soumis la malade au chloroforme, il cerna la tumeur par une série de flèches plates et coniques, longues de 8 centimètres et larges de 12 millimètres à leur base. Ces flèches, au nombre de 23, furent enfoncées successivement à 2 centimètres l'une de l'autre, et dirigées parallèlement aux parois du thorax.

Pour faciliter leur introduction, M. Maisonneuve ponctionnait préalablement la peau et les tissus à une profondeur de 2 ou 3 centimètres, de sorte que les flèches n'éprouvaient plus qu'une faible résistance. L'opération tout entière dura à peine quelques minutes et ne donna lieu à aucun écoulement de sang.

La douleur qui en fut la suite n'eut guère que deux ou trois heures de durée; encore fut-elle singulièrement affaiblie par le moyen d'une potion calmante. La nuit fut bonne. Le lendemain, à la visite, la tumeur tout entière était transformée en une énorme eschare dont l'aspect, gris de plomb, tranchait avec les tissus sains. La limite de cette eschare était aussi régulière que si on l'avait tracée avec un pinceau.

Aucune réaction fébrile ne se manifesta les jours suivants. Au quatrième jour, on aperçut sur les tissus sains un cercle rosé d'un centimètre environ de largeur, plus vif du côté de l'eschare : c'était l'indice du travail d'élimination. Dans la nuit du neuvième au dixième jour, la séparation de l'eschare était complète, et M. Maisonneuve put l'enlever d'un seul bloc, en coupant quelques tractus fibreux qui tenaient encore en quelques points. Au moment où M. Maisonneuve achevait l'enlèvement de l'eschare, on entendit un petit sifflement dû à l'entrée de l'air dans la cavité pleurale droite, à travers un petit trou gros comme la tête d'une épingle. Plaçant aussitôt le doigt sur cet orifice, M. Maisonneuve fit disposer une petite rondelle de sparadrap, qu'il appliqua sur le trou, et fit ensuite un pansement simple avec un linge troué et de la charpie. Le lendemain et les jours suivants, le pansement fut renouvelé avec la précaution de ne pas enlever la rondelle de diachylon. Il ne survint aucun accident, la malade ne se douta même pas qu'il fût survenu quelque chose de particulier. La plaie continua à se resserrer ; une bonne cicatrice se forma sur cette vaste perte de substance, et la malade sortit guérie le 25 janvier 1858.

Obs. II. — *Cancer ulcéré du sein droit.—Cautérisation en flèches. — Élimination complète de la tumeur en un seul bloc. — Guérison.*

Verbrughem (Victorine), âgée de trente-trois ans, domestique, vint à l'hôpital de la Pitié, le 8 septembre 1858, pour y être traitée d'une tumeur squirrheuse du sein droit. L'organe tout entier était envahi par la dégénérescence, et formait une tumeur du volume du poing, dure, bosselée, adhérente à la peau dans toute sa surface, et creusée à la place du mamelon d'un ulcère sanieux d'où s'écoulait un ichor fétide.

Du reste la tumeur était assez nettement circonscrite, et

restait mobile sur le thorax ; les ganglions axillaires ne paraissaient point encore affectés. Après quelques jours de repos, le 13 septembre 1858, la malade fut soumise à la cautérisation en flèches (procédé circulaire).

Après avoir tracé autour de la tumeur la ligne circulaire sur le trajet de laquelle devaient être introduites les flèches, ligne qui avait environ 40 centimètres de circonférence, M. Maisonneuve soumit la malade au chloroforme et procéda immédiatement à l'introduction des flèches. Portant alors le bout du doigt index gauche sur le point où devait avoir lieu la première introduction, il fit avec un bistouri pointu une ponction oblique de 2 centimètres environ de profondeur ; puis, retirant le bistouri, il enfonça dans l'ouverture qu'il venait de faire une flèche conique et plate de 5 centimètres de long. Répétant cette manœuvre de 2 en 2 centimètres, il enfonça ainsi successivement seize de ces flèches sur le trajet de la ligne circulaire qui circonscrivait la base de la tumeur : c'est à peine si l'opération dura deux ou trois minutes ; elle ne fut accompagnée ou suivie d'aucun écoulement de sang.

Le lendemain, à la visite, la malade dit que la douleur avait été assez vive pendant deux heures, qu'ensuite elle s'était éteinte. La nuit avait été bonne, le sommeil calme, et il ne s'était pas manifesté la moindre réaction fébrile. La malade était gaie, riante, comme si elle n'avait subi aucune opération.

Quant à la tumeur, elle était complétement sphacélée ; seulement elle n'exhalait aucune odeur, elle ne donnait presque aucun suintement. Le deuxième et le troisième jour ne présentèrent rien de remarquable, toujours absence complète de fièvre et de douleur ; le quatrième jour, on voit apparaître un petit cercle rouge autour de l'eschare. Ce cercle est régulier, sans dentelures ; il se prononce de plus en plus jusqu'au huitième jour, où la tumeur se détache d'un seul bloc, laissant une plaie régulière, rosée, au fond de laquelle on aperçoit à nu les digitations du muscle grand pectoral. Les bords de cette plaie sont si réguliers, qu'on la croirait taillée avec le bistouri.

Aujourd'hui, vingt jours après l'opération, douze seulement depuis la chute de l'eschare, la plaie, diminuée de plus des trois quarts, est en pleine voie de cicatrisation, et tout annonce qu'avant dix ou douze jours la malade sera complétement guérie. Elle désire aller terminer sa convalescence chez elle, et sort de l'hôpital le 1ᵉʳ octobre 1858.

Obs. III. — *Énorme tumeur encéphaloïde ulcérée du sein. — Cautérisation en flèches. — Guérison.*

Roger (Henriette), âgée de quarante-neuf ans, journalière, entra à l'hôpital de la Pitié, le 21 octobre 1857, pour une énorme tumeur encéphaloïde du sein gauche. La peau était complétement détruite à la surface, et de cette vaste ulcération s'élevait une masse de fongosités d'où suintait continuellement un ichor fétide, et qui donnait lieu à d'incessantes hémorrhagies. La malade, exsangue et épuisée, n'aurait certainement pu supporter l'opération par le bistouri. Je lui proposai les caustiques, qui furent acceptés.

Le 27 octobre, après avoir soumis la malade au chloroforme, je cernai la tumeur à sa base par un cercle de flèches plates et coniques que j'enfonçai parallèlement aux parois du thorax, suivant le procédé ordinaire, c'est-à-dire après avoir frayé le chemin au moyen d'une ponction avec la lame du bistouri. Trente-deux flèches furent ainsi introduites, puis, afin de rendre plus certaine la destruction de cette masse fongueuse, je lardai les principales fongosités d'une douzaine de flèches parallèles, qui pénétraient facilement et sans douleur dans cette espèce de pulpe saignante.

Malgré l'apparente gravité de cette opération, dans laquelle plus de quarante flèches furent introduites, il ne survint aucune réaction fébrile ; la tumeur fut, pour ainsi dire, embaumée et transformée en une masse grisâtre sèche. Elle cessa de donner issue à tout liquide ichoreux ou sanguinolent, et le 19 décembre elle se détacha d'un seul bloc, laissant à sa place une plaie rosée au fond de laquelle plusieurs côtes et cartilages costaux apparaissaient à nu. Cette vaste plaie marcha graduellement vers la cicatrisation, et le 2 mars 1858 la malade put sortir de l'hôpital, guérie comme on guérit de pareilles affections.

Obs. IV. — *Cancroïde très-volumineux de la lèvre inférieure. Cautérisation en flèches. — Récidive.*

Dionnet (Jean), âgé de quarante-trois ans, cultivateur, vint à l'hôpital de la Pitié, le 7 décembre 1857, pour y être traité d'une dégénérescence cancroïde de la lèvre inférieure, dont le volume égalait celui du poing et occupait la lèvre dans toute son étendue, tant en largeur qu'en hauteur.

Le malade faisait remonter l'origine de son affection au mois de juin 1856, et l'attribuait à l'usage immodéré de la pipe.

Malgré le développement considérable de la maladie, les ganglions sous-maxillaires n'offraient aucun engorgement. Je proposai l'opération par les caustiques, ce qui fut accepté, et, le 9 décembre, j'y procédai de la manière suivante :

Le malade étant préalablement soumis au chloroforme, je fis avec le bistouri une ponction légèrement oblique de bas en haut et de 2 centimètres de profondeur, au niveau de la fossette du menton, point le plus déclive de la tumeur, et dans cette ouverture j'introduisis une flèche plate et conique dont la pointe vint ressortir dans le sillon maxillolabial en perforant la muqueuse. Une seconde flèche fut introduite de la même manière à un centimètre et demi plus loin, sur le trajet d'une ligne courbe qui circonscrivait la base de la dégénérescence. Je continuai ainsi jusqu'à ce que la tumeur fût entièrement cernée : il fallut introduire douze flèches, dont je brisai les pointes saillantes du côté de la bouche.

Aucune réaction fébrile ne suivit cette opération ; la douleur se prolongea trois heures environ, puis le malade dormit d'un sommeil calme, grâce peut-être à une potion calmante que je lui fis administrer.

Le lendemain, à la visite, la tumeur était entièrement mortifiée ; elle se détacha dans la nuit du neuvième au dixième jour, laissant une plaie régulière et tapissée de bourgeons de bonne nature.

La cicatrisation fut lente à se produire, et avant même qu'elle fût achevée la récidive eut lieu. Le malade demanda sa sortie le 2 mars 1858, pour retourner dans son pays, où nous avons appris qu'il n'a pas tardé à succomber. (Dans une précédente publication, ce malade avait par erreur été noté comme guéri, cela, du reste, ne change rien à la signification du fait, qui n'a d'autre but que de montrer comment la nouvelle méthode s'applique aux tumeurs de la face, sans préjuger aucunement la question de récidive des cancers.)

Obs. V. — *Cancroïde volumineux de la lèvre supérieure.* — *Cautérisation en flèches.* — *Guérison.*

Vialton (Jean), âgé de soixante-trois ans, manouvrier, vint à l'hôpital de la Pitié, le 24 avril 1858, pour y être traité d'une affection grave de la lèvre supérieure. Cette affection, dont l'origine remontait à près de deux ans, consistait en une tumeur cancroïde qui envahissait la lèvre supérieure dans les deux tiers de son étendue transversale et pénétrait jusqu'à la moitié de sa hauteur.

Le 26 avril, surlendemain de son entrée, je crus devoir le soumettre à la cautérisation en flèches. Six flèches plates et coniques furent successivement enfoncées de dehors en dedans à travers l'épaisseur de la lèvre, de manière à former par leur ensemble une ligne courbe à concavité inférieure, laquelle circonscrivait la tumeur à sa base. Les extrémités aiguës de ces flèches qui sortaient du côté de la muqueuse furent cassées au niveau même des tissus, pour éviter qu'elles n'irritassent les gencives. L'opération, exécutée en quelques secondes, ne donna lieu à aucune perte de sang.

A la visite du lendemain, le malade nous dit que la douleur ne s'était pas prolongée au delà d'une heure et demie, que la nuit avait été calme, et qu'il n'avait pas éprouvé la moindre fièvre.

La tumeur était complétement mortifiée, et les parties détruites par le caustique tranchaient par leur couleur grise sur les parties saines voisines; la ligne de cautérisation était parfaitement régulière et sans aucune dentelure.

Le neuvième jour, l'eschare, autour de laquelle s'était, depuis quelques jours déjà, formé un travail d'élimination, se détacha d'un seul bloc, laissant une plaie régulière et vermeille dont la cicatrisation fut complète en moins de quinze jours, et le malade quitta l'hôpital le 13 mai 1858.

Obs. VI. — *Tumeur fibro-plastique de la région massétérine. — Cautérisation en flèches. — Guérison.*

Tassier (Lazare), âgé de cinquante-deux ans, journalier, vint à l'hôpital de la Pitié, le 18 octobre 1857, pour y être traité d'une tumeur qui occupait toute la région massétérine du côté gauche.

Cette tumeur, du volume d'un œuf de poule, avait, d'après le dire du malade, débuté vers 1853; grosse d'abord comme un petit pois, elle avait grossi rapidement, et, en quelques mois, elle avait acquis la grosseur d'une noix. Depuis lors, sa marche est devenue plus lente, mais elle est devenue le siége de douleurs qui inquiètent le malade et le fatiguent; elle est dure, bosselée, adhérente à la peau, peu mobile sur les parties profondes. Dans ces conditions, M. Maisonneuve crut devoir proposer la cautérisation en flèches, qui fut acceptée et exécutée le 23 octobre 1857. Neuf flèches furent introduites à la base de la tumeur, de manière à la circonscrire et à l'isoler des parties sous-jacentes.

Bien qu'il ne fût pas anesthésié, le malade supporta cette opération sans manifester de grandes douleurs, et il ne s'écoula pas une seule goutte de sang. Le lendemain, à la visite, la tumeur était complétement transformée en une eschare épaisse et grisâtre. Celle-ci tomba le 1er novembre sans qu'il fût survenu le moindre accident traumatique, et, le 23 novembre, le malade sortit complétement guéri.

Obs. VII. — *Cancroïde du col de l'utérus. — Cautérisation en flèches. — Guérison.*

Didelot (Marie), âgée de cinquante-deux ans, femme de chambre, vint à l'hôpital de la Pitié, le 27 mai 1856, pour y être traitée d'un fongus cancroïde du col de la matrice dont elle souffrait depuis près d'une année, et qui lui occasionnait des pertes abondantes. Après une première cautérisation, exécutée suivant la méthode ordinaire avec la pâte de Canquoin, elle fut, le 17 juin, soumise à une cautérisation en flèches. Cette cautérisation, dans laquelle cinq flèches furent enfoncées parallèlement dans le fongus, fut à peine douloureuse : elle n'occasionna aucune réaction fébrile; le fongus tomba sous forme d'eschare grisâtre et sans odeur, et le 16 juillet, la plaie résultant de cette cautérisation étant cicatrisée, la malade sortit de l'hôpital.

Obs. VIII. — *Énorme fongus du col utérin. — Ligature extemporanée. — Cautérisation en flèches répétée deux fois sans le moindre accident.*

Martin (Augustine), âgée de trente-deux ans, porteuse de pain, entra le 24 juin à l'hôpital de la Pitié, pour y être traitée d'un énorme fongus du col utérin, dont elle-même ne peut préciser le début; elle dit seulement que depuis un an ses règles sont devenues plus abondantes, et que depuis trois mois elle éprouve dans les reins un sentiment de pesanteur qui lui rend très-pénible son travail habituel.

L'examen fait reconnaître l'existence d'un énorme champignon dont le pédicule, fort large, est formé par le col utérin lui-même, mais considérablement hypertrophié, et dont le globe, plus volumineux que le poing, distend le vagin, en descendant jusqu'à la vulve. Ce fongus ressemble assez bien à une grosse morille ou à un chou-fleur; son tissu est mou et saignant. Le vagin ne participe pas à la dégénérescence; on ne constate pas d'engorgement ganglionnaire dans le ventre.

Le 25 juin, trois jours après son entrée, M. Maisonneuve fit l'ablation de ce fongus polypeux, au moyen de la ligature extemporanée; mais après cette opération, ayant reconnu que le mal se prolongeait dans l'intérieur du corps de l'organe, il résolut d'appliquer quelques flèches caustiques dans l'épaisseur des tissus malades. Ayant laissé la malade reposer quelques jours, il fit, le 10 juillet, l'application de six flèches, qu'il fit pénétrer parallèlement entre elles dans le corps de l'utérus. Ces flèches furent enfoncées à 3 centimètres de profondeur, et l'on fit par-dessus un léger tamponnement avec de la charpie.

Aucun accident ne suivit cette application; il y eut seulement un peu de sensibilité du côté du bas-ventre : un cataplasme suffit pour la faire disparaître.

Deux autres fois, le 8 août et le 10 septembre, on dut renouveler cette cautérisation pour achever la destruction des racines du mal, et chaque fois cette application fut supportée sans le moindre accident. Aujourd'hui, la malade est dans un état assez satisfaisant; on la garde néanmoins encore dans les salles, pour surveiller la récidive.

Obs. IX. — *Cancer de l'amygdale droite, détruit par la cautérisation en flèches.*

Astier (Antoine), âgé de trente-quatre ans, cultivateur, se présente à l'hôpital de la Pitié le 10 octobre 1858, où M. Maisonneuve le reçoit dans son service. Ce malade portait dans la région cervicale droite une tumeur du volume du poing, formée évidemment par des ganglions engorgés et dégénérés. D'une autre part, l'amygdale droite était le siége d'une dégénérescence squirrheuse, parfaitement limitée. Bien que placées au même niveau, ces deux tumeurs, l'externe et l'interne, étaient mobiles l'une sur l'autre et ne paraissaient pas avoir de communication directe.

En raison de cet isolement, M. Maisonneuve résolut d'attaquer séparément chacune des tumeurs, et de commencer par celle de l'amygdale.

Le 20 octobre, il enfonça dans l'épaisseur de l'amygdale dégénérée cinq flèches caustiques de 3 centimètres de long, lesquelles furent introduites toutes parallèlement l'une à l'autre, et brisées au niveau de la surface de la tumeur. Grâce à cette immersion complète du caustique dans les tissus, le malade put manger et boire sans aucune difficulté et sans crainte d'accidents toxiques. Le 30 octobre, c'est-à-dire le douzième jour, l'eschare se détacha en bloc, sous forme d'un petit œuf de poule, laissant à sa place une excavation profonde, dans laquelle le doigt ne percevait aucune induration.

Aujourd'hui, le 12 novembre, la plaie résultant de la chute de la tumeur est presque cicatrisée, et M. Maisonneuve se propose d'attaquer prochainement la tumeur cervicale.

Obs. X. — *Cancer de la langue et du voile du palais, détruit par la cautérisation en flèches.*

M. C... (François), capitaine de navire marchand, vint

à l'hôpital de la Pitié le 25 septembre 1858, pour y être traité d'une affection organique grave de la langue et du pharynx, contre laquelle on avait employé déjà sans aucun succès des traitements énergiques et prolongés.

La langue était le siége de deux indurations en forme d'olive, et placées l'une vers le milieu du côté droit de l'organe, l'autre près de sa base. Le pilier antérieur du voile du palais correspondant était de plus envahi par l'induration, qui se prolongeait du côté de l'amygdale sans l'atteindre. Après l'avoir soumis pendant près d'un mois à l'usage des pilules de Dupuytren, M. Maisonneuve se décida, le 23 octobre, à détruire les indurations au moyen de la nouvelle méthode de cautérisation. En conséquence, après avoir fixé la langue, il fit au niveau de chacune des indurations une piqûre avec la pointe du bistouri, et introduisit dans chacune de ces piqûres une flèche caustique, qu'il brisa au niveau même de son immersion dans les tissus. La présence de ces trois flèches caustiques dans l'épaisseur des parties n'entrava d'aucune manière les fonctions de la déglutition, et ne détermina pas le moindre accident toxique. Dès le quatrième jour, c'est-à-dire le 27 octobre, les trois eschares se détachèrent, comprenant toute l'étendue des parties indurées.

Sans vouloir préjuger rien relativement à la guérison définitive, nous pouvons dire dès à présent que ce fait, rapproché du précédent, démontre la possibilité d'atteindre et de détruire, au moyen de la nouvelle méthode de cautérisation, les tumeurs en apparence les plus inaccessibles à l'action des caustiques.

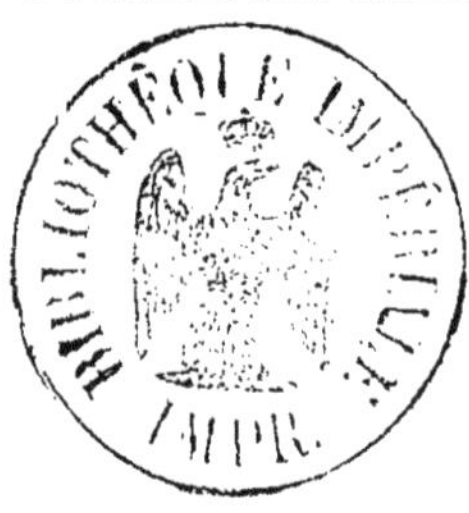